Werner Hügel:
Entwicklung und Behinderung des Körperschemas

Neue Reihe Ergotherapie
Herausgeber: Deutscher Verband der Ergotherapeuten
(Arbeits- und Beschäftigungstherapeuten) e.V.
Reihe 2: Fachbereich Pädiatrie
Band 1

Werner Hügel

Entwicklung und Behinderung des Körperschemas

Ein Therapieansatz aus ergotherapeutischer Sicht

Schulz-Kirchner Verlag

Idstein 1996

Die Deutsche Bibliothek - CIP-Einheitsaufnahme

Hügel, Werner:
Entwicklung und Behinderung des Körperschemas :
e. Therapieansatz aus ergotherapeut. Sicht / Werner Hügel . -
6., unveränd. Aufl. - Idstein : Schulz-Kirchner, 1996
(Neue Reihe Ergotherapie : Reihe 2 ,
Fachbereich Pädiatrie ; Bd. 1)
ISBN 3-925196-46-3
NE: Neue Reihe Ergotherapie / 02

6., unveränderte Auflage 1996
ISBN 3-925196-46-3

Druck und Bindung: Rosch-Buch, Hallstadt
Printed in Germany

Inhaltsverzeichnis

1 Vorwort

Warum schrieb ich diese Arbeit über den Themenbereich "Entwicklung eines Körperschemas - Behinderungen des KS - Therapieansätze"?

Täglich begegnen wir - Erzieher, Lehrer, Therapeuten - Situationen wie den folgenden:

- Ein Kind steht hilflos vor einer Treppe und getraut sich nicht alleine hinunterzugehen, oder nur unter größten Anstrengungen.
- Ein anderes Kind vermag sich nicht selbständig anzuziehen, obwohl die dazu notwendigen Fähigkeiten vorhanden sind. Es kann sich auch nicht selbständig waschen, wenngleich keine Bewegungseinschränkungen vorliegen.
- Hindernisse - seien sie auch noch so niedrig - sind für ein drittes Kind unüberwindbar und machen ihm Angst.

Diese Beispiele sollen verdeutlichen, wie oft wir Kindern mit "Körperschemastörungen" gegenüberstehen, ratlos oder vorschnell mit unserer Hilfe.

Nun soll und kann jedoch nicht der Sinn dieses Buches darin liegen, funktionierende Rezepte zu liefern für eine restlose Beseitigung von "Körperschemastörungen". Vielmehr hat es seine Aufgabe erfüllt, wenn es Therapeuten und Pädagogen dazu dient, die Schwierigkeiten besser zu verstehen und wenn es als Anstoß wirkt für eine individuelle und forschende (nach Lösungen suchende) Arbeit.

Verständnis und Einfühlsamkeit bereiten uns den Weg zum eigentlichen Kern der Therapie von Körperschema-Behinderungen, der meist auf der Ebene der Senso-Motorischen-Informationsverarbeitung zu finden ist, jedoch oft auf einer höheren Ebene (im breiten Feld der Cortexleistungen) gesucht wird (siehe 2. Beispiel im 7. Kapitel).

Wenn im folgenden Begriffe wie "Störung" und "Ausfälle" vermieden werden, dann deshalb, weil diese eine negative Wertung vornehmen. Diese Begriffe geben einen subjektiven Eindruck wieder, der immer auf einem Vergleich mit unseren eigenen Erfahrungen beruht.

"Wahrnehmungsstörung" ist ein Begriff (als ein Beispiel von vielen), der dazu dient, Kinder, die die Welt anders wahrnehmen als wir, zu kategorisieren. Wir würden diesen Kindern eher gerecht werden, wenn wir ihnen ihre Art und Weise wahrzunehmen zugestehen, ihnen aber Hilfe leisten bei der Arbeit (Wahrnehmungstätigkeit), die sie dabei verrichten müssen.

Human ist sicher auch eine Sichtweise, die ein Kind mit einer Behinderung nicht als therapiebedürftiges Opfer sieht, sondern als vollwertiges Gegenüber, das uns vielleicht die Hand ausstreckt und uns um Hilfe bittet. Unsere Aufgabe ist es, sensibel zu werden, um dies zu erkennen und therapeutische Hilfen anzubieten, um dem Kind ein aktives Lernen zu ermöglichen.

2 Definition

Erfahrungen aus der Praxis haben gezeigt, daß Kinder möglicherweise sämtliche Körperteile benennen können, auch fähig sind, die Funktionen zu nennen, die diese ausführen, jedoch unfähig sind zu handeln, weil sie die entsprechenden Bewegungen nicht planen und ausführen können. Um in der Folge Begriffsverwirrungen vorzubeugen, möchte ich folgende Begriffsdefinitionen verwenden (1, vgl. M. FROSTIG).

2.1 *Körperimago (Körperbild)*

Mit Körperimago bezeichnet FROSTIG alle auf den Körper bezogenen Empfindungen. So, wie ich den Körper fühle. Das Körperimago ist stark abhängig von persönlichen Stimmungen (z.B. sich krank fühlen), der eigenen psychischen Struktur, der Disposition und der Reaktion der Umwelt.

Ein Selbstbild sagt viel über das Körperimago aus: Unfähigkeiten, Ängste (Arzt, Operationen ...), Schmerzen, Mißempfindungen, Wünsche kann man unter Umständen einer Selbstdarstellung entnehmen. Dabei Vorsicht, kognitiver Stand und Zeichenentwicklung sind zu berücksichtigen!

Auch im Erzählen erfährt man viel über das Körperbild eines Kindes.

2.2 *Körperschema*

Der Begriff Körperschema meint das innere Planen sowie das willentliche und unwillkürliche Ausführen von Bewegungen.

Das Gehirn erhält durch Integration (Verknüpfung und Verarbeitung) von Sinneseindrücken ein Bild des Körpers. Es entsteht eine Art **"Landkarte"** (2), die sich nach Ansicht von JEAN AYRES aus Wahrnehmungen der einzelnen Körperabschnitte zusammensetzt. Je mehr Bewegungen ich ausprobiere, desto mehr entdecke ich dabei. Die Informationen fließen ein ins

Gehirn und ergänzen die "Landkarte". Je genauer die "Landkarte", desto größer ist das Repertoire an Bewegungsmustern. Diese Körperwahrnehmungen werden gespeichert in einem "neuralen Gedächtnis" (3). Informationen sind abrufbar über Größe, Gewicht, Grenzen, Position, Spannung und Bewegungen der Körperteile. AYRES führt zur Veranschaulichung einen Vergleich an:

Körperschema entsteht in einer ähnlichen Weise, wie das **"Schema"Auto** im Fahrer des Autos. Nach einer gewissen Zeit bekommt der Fahrer ein Gefühl für das Auto, die Größe, Lenkung, Bremsen, Beschleunigung und Reaktion. Diese Informationen sind die Summe seiner Fahrpraxis. Der Fahrer reagiert automatisch und braucht kaum bewußt nachzudenken.

2.3 *Körperbegriff*

Unter Körperbegriff versteht FROSTIG (4) das faktische Kennen und Wissen des eigenen Körpers, der Körperteile und deren Funktionen und Zusammenwirken. Das Wissen von "vorne und hinten", "unten und oben", "rechts und links" kann demnach reines Wissen sein und muß nicht bedeuten, daß das Kind es auch so erlebt. Das Vorhandensein des Körperbegriffs deutet nicht unbedingt auf ein intaktes Körperschema und einen intakten Körperbegriff hin. Er kann auch angelernt sein.

Bevor ich das Körperschema eines Kindes überprüfe, sollte abgeklärt sein, welchen Körperbegriff das Kind besitzt.

Unter dem Begriff **"Körperbewußtsein"** werden im folgenden "Körperimago", "Körperschema" und "Körperbegriff" zusammengefaßt.

3 Bedeutung der "Nah-Sinnessysteme" für ein harmonisches Körperbewußtsein

3.1 *Das vestibuläre System (Gleichgewichtssinn)*

Der Sitz des Vestibulärapparates befindet sich im Innenohr. Zwei verschiedene Arten von Rezeptoren reagieren sehr empfindlich auf

- die Schwerkrafteinwirkung und
- Bewegung des Körpers im Raum (Gleichgewicht und Richtung).

Das vestibuläre System meldet dem Gehirn die "Befindlichkeit" des Körpers im Raum. Dieses ist dann in der Lage, bei Störungseinflüssen motorische Reaktionen auszulösen, um Gleichgewicht und stabile Körperbalance wiederherzustellen. Ob dies gelingt, wird wieder durch das vestibuläre System gemeldet.

Jede Bewegung ist ein Verändern seiner Position. Damit eine Fortbewegung fließend und harmonisch abläuft, müssen die Positionen sicher eingenommen werden können. Voraussetzung für das Einhalten einer sicheren Position ist jedoch ein intaktes vestibuläres System.

Andererseits wirken sich Körperbehinderungen - insbesondere Cerebralparesen - auf die Bildung des Vestibulärsystems aus. Ein Mangel an sicheren Positionen und damit ein Mangel an Eigenbewegung hemmt die Entwicklung eines intakten vestibulären Systems infolge fehlender Übung.

3.2 *Das kinästhetische System (Tiefensensibilität)*

Das kinästhetische System gibt den "Spannungszustand" des Stütz- und Bewegungsapparates über das Rückenmark weiter an den Hirnstamm, das Kleinhirn und den Cortex. Diese "Dauerinformationen", die uns zumeist nicht bewußt sind, betreffen Zug, Druck und Winkelveränderung an den Gelenken, sowie Streckung und Kontraktion der Muskeln.

Eine intakte Tiefensensibilität ermöglicht erst den Erwerb eines harmonischen Körperschemas, d.h. eine ständige und exakte Rückmeldung über Muskelspannung und Gelenkstellung ist notwendig, vor allem zum Ausführen der unbewußt-geplanten, automatischen Bewegung, wie z.B. Gehen, Essen, Waschen, Anziehen ...

Menschen, die in ihrer kinästhetischen Wahrnehmung behindert sind, sind vermehrt auf optische Kontrolle angewiesen.

3.3 *Das taktile System (Tastsinn)*

Berührungsreize an der Hautoberfläche werden über das Rückenmark zum Hirnstamm geleitet (Berührungsreize am Kopf über die Kopfnerven). Die meisten Reize werden in diesem Hirnbereich geordnet und verarbeitet. Die Kerne im Hirnstamm registrieren, daß die Haut berührt wird und verbinden diese Berührungen mit Gefühlsqualitäten wie: kalt, heiß, feucht, trocken, rauh, schmerzhaft, usw.

Der Hirnstamm ortet, ob ein Berührungsreiz angenehm oder gefährlich ist und leitet ihn dem Wecksystem der "Formatio reticularis" zu. Vom Hirnstamm aus werden dann die Informationen über das ganze Gehirn gestreut. Nur ein Teil der Reize erreicht die Großhirnrinde und wird dann bewußt wahrgenommen.

Das taktile System ist das am meisten ausgedehnte sensorische System. Es ist bereits vor der Geburt vollständig ausgebildet und hat eine wichtige Funktion für die gesamte nervale Entwicklung.

4 Entstehung / Entwicklung von "Körperbewußtsein"

Die kindliche Entwicklung (hier Körperbewußtsein) entwickelt sich - so AYRES (5) - in logisch aufeinander aufbauenden und aufeinander folgenden Stufen. Die Fähigkeiten, die sich ein Kind auf einer Stufe (oder in einer gewissen Zeit) aneignet, dienen als **"Bausteine"** für eine komplexere, vollkommenere und damit höher "geordnete" Funktion. Ein Beispiel für "Entwicklungsbausteine" im Bereich der **Motorik** (unvollständig):

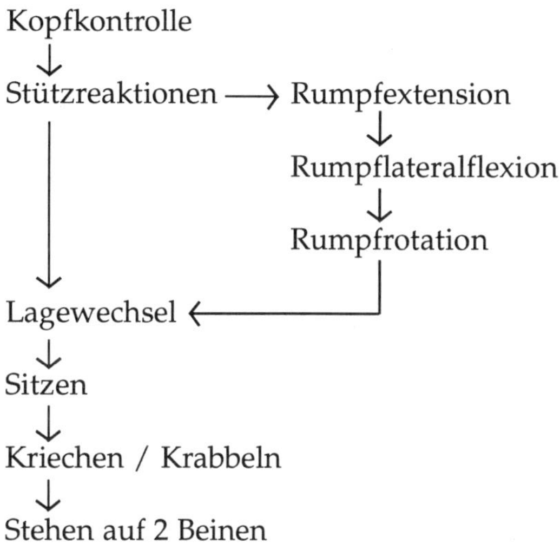

Ähnlich vollzieht sich die Entwicklung im Bereich der **Sensorik**: Bei der Geburt sind diejenigen sensorischen Systeme am meisten entwickelt, die über **"Nahrezeptoren"** verfügen:

- **Kinästhetisch-propriozeptives System** (Wahrnehmung der Bewegung am Körper und Gelenkposition)
- **Taktiles System** (Berührungs- und Druckempfindungen, Vibration)
- **Vestibuläres System** (Wahrnehmung der Beziehung des Körpers zur Anziehungskraft der Erde, der Bewegung im Raum und des Gleichgewichts)

Auf diese Art nimmt das Neugeborene erst die Reize wahr, die im oder am eigenen Körper wirken und strukturiert damit seine **"Nah-Welt"**. Diese Erfahrungen dienen als Bausteine zur weiteren Ausbildung und Differenzierung der sensorischen Systeme, die mit "Distanzrezeptoren" arbeiten, wie das auditive, visuelle und das olfaktorische System.

4.1 *Entwicklungsbausteine, die zu einem Körperbewußtsein führen*

4.1.1 *1. Monat*

- **Taktiles Empfinden**: Das Kind merkt, daß es berührt wird. Dieses taktile Empfinden ist Voraussetzung für das Auslösen einiger Reflexbewegungen (Greifreflex, Saug-Such-Reflex). Das Kind kann aber nicht unterscheiden, wo es berührt wird (keine 2-Punkt-Lokalisierung, keine Tastlokalisierung). Es unterscheidet zwischen angenehmer Berührung (z.B. Zärtlichkeit) und unangenehmer Berührung (z.B. kalter unerwarteter Windhauch). Des weiteren zeigt es folgende Empfindungen:
- **Vestibuläre Empfindungen**: Die Moro-Reaktion des Säuglings zeigt ein reflexartiges Reagieren auf Schwerkrafteinwirkung. Schaukeln und Wiegen beruhigen das Kind und deuten auf vestibuläre Empfindungen hin.
- **Kinästhetische Empfindungen**: Sie sind zuerst im Nackenbereich ausgebildet, wo die Propriozeptoren in den Nackenmuskeln und Gelenken das Gehirn informieren, wenn der Kopf gedreht und gebeugt wird ... danach ist eine Reaktion möglich: ATNR, STNR und globale Bewegungsmuster wie das Strampeln.

4.1.2 *2.+ 3. Monat* *Herausforderung: Schwerkraft*

- **Kinästhetik**: Die motorischen Funktionen und damit die kinästhetischen Wahrnehmungen entwickeln sich allmählich vom Kopf über den Rumpf bis zu den Zehen. Mit 2-3 Monaten kann das Kind den Kopf und die Augen stabil halten, was für die weitere Entwicklung von elementarer Bedeutung ist. Ist dies in der weiteren Entwicklung nicht möglich, bedeutet das eine grundlegende Beeinträchtigung der Wahrnehmung.

Wenn das Kind Kopf und Augen nicht fixieren kann, entsteht ein verschwommenes Bild, wenn sich Gegenstände oder Personen bewegen (vergleichbar mit einer verwackelten Photographie).

Die Schwerkraft wirkt als Reiz auf das Gehirn und läßt die oberen Rückenmuskeln und Armmuskeln kontrahieren. Das Kind kann sich aufrichten in Bauchlage.

- **Vestibuläre Wahrnehmung**: Ihr kommt in dieser Phase eine besondere Bedeutung zu. Sie ist notwendig für das Kind, um die Unabhängigkeit von frühkindlichen Reflexen zu erlangen.
- **Taktiles Empfinden**: Das taktile Empfinden geschieht noch isoliert. Es sind keine intermodalen Leistungen möglich. So löst beispielsweise ein Reiz in der Innenhandfläche den Greifreflex aus, was zum Festhalten des Gegenstandes führt (**ulnares Greifen**), daß Kind kann jedoch erst im 4.-5. Monat diesen Gegenstand willentlich loslassen. Das heißt, daß eine Verbindung von Berührungsempfindungen mit kinästhetischen Empfindungen erst im 4.-5. Monat möglich ist.

4.1.3 4.-6. Monat Intermodale Leistungen: Verbinden und Koordinieren verschiedener Sinneswahrnehmungen

Kinästhetische, vestibuläre, taktile, visuelle und auditive Wahrnehmungen werden verknüpft und integriert. Dazu einige Beispiele:

Rassel schlagen gegen Stuhl und anschauen. Hände zusammenbringen und anschauen (Erleben der Symmetrie im 4. Monat). Kurzes selbständiges Sitzen, ohne das Gleichgewicht zu verlieren. Dabei wird die Muskelaktivität gelenkt durch Schwerkrafteinfluß, eigene Bewegungen und durch das Sehen (vestib. + kinästh. + visuell). Die Aktivität gegen die Schwerkraft nimmt zu in allen Extremitäten: Das Kind liegt auf dem Bauch und hebt Kopf, Schulter, Arme und Beine gleichzeitig ab und balanciert
⟶ **Bauchstreckhaltung (Flugzeughaltung)**.

Das Kind reagiert mit Freude, wenn es bewegt wird: Schaukeln, Schwingen, Wippen, Wiegen ...

Beginnende "Selbstexploration": Kind spielt mit den Knien im Gesichtsfeld (5./6. Monat).

4.1.4 *6. - 8. Monat* *Fortbewegung*

Der Halsstellreflex dient als Grundlage für die Fähigkeit, sich von Rückenlage in Bauchlage zu drehen. **Intakte Integration** (Verarbeitung) von vestibulären, kinästhetischen und visuellen Empfindungen ist notwendig für die Erreichung jeglicher Art der Fortbewegung: Drehen, Robben, Krabbeln...

Über Körperbewegungen bei der Fortbewegung und der Koordination von visueller Distanz-Wahrnehmung und "Nahrezeptorischer Wahrnehmung" erhält das Kind ein Gefühl für Abstand, Entfernungen und Größen. "Selbstexploration": Spielen mit den Füßen (7. Monat). Diese Eindrücke kann es wiederum für die eigenen Bewegungen verwerten und anwenden. In diesem Alter werden die Handbewegungen immer mehr der Entfernung der Gegenstände angepaßt (Abbremsen der Bewegung vor dem Berühren). Im 6.und 7. Monat Pulmares Greifen. Hierfür sind notwendig: Informationen durch die Augen, das Tastempfinden und Muskel-/Gelenksempfindungen.

Im 8. und 9. Monat: Radiales Greifen
- 8. Monat Scherengriff
- 10. Monat Pinzettengriff
- 11. Monat Zangengriff

Das Kind beginnt Handbewegungen zu planen.

Fazit: Körperempfindungen sind notwendig für die Fähigkeit Bewegungen zu planen

4.1.5 *9. - 12. Monat* *Überwindung der Schwerkraft; Koordination der beiden Hemisphären*

Alternierendes Bewegen und Fortbewegen haben nicht nur ihre Bedeutung für die Entwicklung der räumlichen Wahrnehmung, sondern sind sehr wichtig für das Ordnen und Organisieren der Informationen zwischen den beiden Großhirnhemisphären (6). In diesem Alter werden die Funktionen beider Körperseiten stärker miteinander verknüpft. Es lernt die Mittellinie durch Drehen zu überkreuzen und bildet damit die Grundlage zur Erlangung eines "Inneren Koordinationssystems".

"Das Alleine-Aufstehen-Können ist schließlich das Endprodukt der Verarbeitung aller Informationen, die von der Schwerkraft, den Bewegungen des Kindes, den Muskel- und Gelenksempfindungen in den vorausgegangenen Monaten erfolgte." (7, Zitat AYRES)

Mit ca. 10 Monaten paßt das Kind die Hand vor dem Zugreifen der Größe des Gegenstandes an.

4.1.6 2. Lebensjahr "Landkarte" des Körpers wird rasch erweitert und verfeinert

Das neurale Gedächtnis im Gehirn erhält unzählige Informationseinheiten (Bits) über neue Bewegungserfahrungen. Das Kind macht diese Erfahrungen beim Herumtoben, Schaukeln, Steigen, Klettern, Rollen, Verstecken, Springen, Reiten (auf den Schultern der Eltern) ...

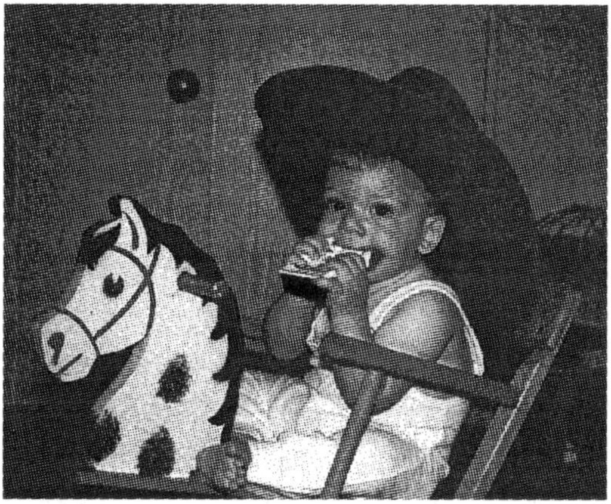

"Es fühlt den Einfluß der Schwerkraft, es fühlt die verschiedenen Teile des Körpers sich bewegen und wie sie untereinander zusammenwirken, es fühlt auch die Grenzen dessen, was sie nicht tun können. Es fühlt, was ihm gut tut, was verletzt und was unbequem wirkt". (8, Zitat AYRES)

All diese Informationen sammelt und speichert das Gehirn (eine intakte Verarbeitung vorausgesetzt) als inneres Körperbild und Körperschema und das Kind lernt Begriffe und Funktionen des Körpers kennen und weiß sie. Die gespeicherten Informationen dienen der Steuerung neuer und bekannter Körperbewegungen sowie der Anpassung der Bewegung an die äußeren Bedingungen.

- **Taktiles Empfinden**: Die Tastlokalisierung ist entwickelt. Es kann ungefähr angeben, wo es berührt wird. Wichtige Erfahrungen für das Kind sind gestreichelt, gedrückt und berührt zu werden. Dadurch lernt es zu wissen, wo sein Körper anfängt und aufhört. Die richtige Verarbeitung dieser Berührungsreize ist bedeutsam für den späteren Umgang mit Gegenständen (Hantieren, Manipulieren ...).

Fazit: Die Entwicklung von guten Tastempfindungen ist wichtig für das Hantieren mit Gegenständen und für die Differenzierung der Greiftechnik.

Das innere "Koordinatensystem" des Kindes entwickelt sich weiter. Der Körper des Kindes sowie die Welt darum herum werden strukturiert in Unten und Oben. Die Ebene, die auf der Höhe der Schultern horizontal verläuft, wirkt wie eine Glasplatte, die den Raum in **Oben und Unten** trennt. (9)

4.1.7 3. - 7. Lebensjahr Spezialisierung der Hirnfunktionen / Entwicklung des "Inneren Koordinatensystems"

Das Kind entwickelt sich zu einem "senso-motorisch reifen Wesen" (10), d.h. seine Sinnesorgane sind ausgereift, das Gefühl für Schwerkrafteinfluß und Körperbewegung ist vollständig.

In dieser Zeitspanne beginnt das Gehirn mit der Spezialisierung einzelner Funktionen, angeregt durch die entsprechenden Handlungen und Tätigkeiten des Kindes. Bevor jedoch eine Spezialisierung möglich ist, müssen die Hirnareale miteinander gearbeitet haben. Wenn es nicht möglich ist, daß beide Hemisphären miteinander arbeiten und in Verbindung sind, tendieren beide Hirnhälften dazu, die gleichen Funktionen zu übernehmen.

Die Spezialisierung der Funktionen (z.B. Gebrauch einer Aktivhand; die Führung eines Auges beim räumlichen Sehen; Springen mit dem Sprungbein) ist das Endprodukt aller vorausgegangenen Entwicklungsschritte.

Im 3.-4. Lebensjahr beginnt eine "imaginäre frontale Ebene" die Welt des aufrechten Kindes in **Vorne und Hinten** zu trennen. Damit hat das Kind die Fähigkeit erlangt, zu unterscheiden in vorne - unten, hinten - oben ...

Bis etwa zum 7. Lebensjahr entwickelt sich die 3. "Trennebene", welche den Körper und die Welt des Kindes in **Rechts und Links** untergliedert. Erst danach kann das Kind den Raum, in dem es sich befindet, perspektivisch strukturieren durch ein Koordinatensystem, das in seiner Vorstellung existiert. Es kann sich damit gedanklich in die Situation anderer Personen oder Figuren versetzen und den Raum aus deren Perspektive betrachten. Das Kind lernt im Alter von 3-7 Jahren das **Hantieren mit einfachen Werkzeugen:** Gabel, Messer, Schere, Bleistift, Knöpfe, Reißverschluß, Hammer, Schraubenzieher, Zange ...

5 Neurophysiologische Bedingungen für das "Körperbewußtsein"

5.1 Zentrales Nervensystem

Das zentrale Nervensystem sorgt für die Verbindung zwischen Sinnesorganen, Gehirn (zentrale Schaltstelle) und Erfolgsorganen, welche die Reaktion ausführen.

5.2 Reizleitung / Nervenbahnen

Man unterscheidet die Nervenbahnen nach ihren zwei Hauptfunktionen:

• **sensible (afferente) Nervenbahnen**
Sie leiten die Informationen von den Organen/Muskeln zum Gehirn.
Vorderseitenstrangbahn: Oberflächensensibilität, Druck, Temperatur
Hinterstrangbahn: Tiefensensibilität

• **motorische (efferente) Nervenbahnen**
Sie geben den Impuls vom Gehirn weiter zum Erfolgsorgan/Muskel.
Pyramidenbahn: willkürliche Bewegungen, reguliert Muskeltonus.
Extra-Pyramidal-Motorisches-System (EPMS): unwillkürliche Bewegungen

5.3 *Gehirn*

Die Pyramidenbahn nimmt den direkten Weg - ohne Unterbrechung - von der Großhirnrinde zu den motorischen Vorderhornzellen des Rückenmarks. Die Funktion der Pyramidenbahn wird durch das EPMS unterstützt.

Die Fasern des EPMS entspringen verschiedenen Hirnkernen, die wiederum in Verbindung sind mit der Großhirnrinde. Ein "Befehl" von der Großhirnrinde (Gyrus praecentralis) läuft einmal direkt in die Peripherie, gleichzeitig geht ein Impuls parallel dazu an das Kleinhirn und damit an das EPMS.

Die Regelfunktion des EPMS sorgt für einen flüssigen, koordinierten Bewegungsablauf und dient der:

- Erhaltung des Gleichgewichts
- Regulation des Muskeltonus
- Koordination von Agonist und Antagonist, statisch (ohne Bewegung) und dynamisch (in der Bewegung).

5.3.1 *Hirnstamm*

Phylogenetisch (entwicklungsgeschichtlich) ist der Hirnstamm der älteste Teil des Gehirns. Er arbeitet automatisch, d.h. ohne unseren Willen.

Der Hirnstamm ist der Ort, in dem die verschiedenen Eindrücke aus den unterschiedlichen Eingangskanälen verknüpft, zu einem gesamten, komplexen Eindruck geordnet und dann an den Cortex weitergeleitet werden.

Der für uns bedeutendste Teil des Hirnstamms - in bezug auf das Körperbewußtsein - ist wohl die "Formatio reticularis", ein dichtes Netz von Neuronen und Kernen. Die "Formatio reticularis" enthält Nervenfasern, die die Verbindung zwischen Neuronen (ausgehend vom Cortex) mit den sensiblen Systemen (kommend aus der Peripherie) herstellt und damit bedeutend ist in der Verarbeitung senso-motorischer Reize und Aktivitäten. Die "Formatio reticularis" entscheidet über den Wachheitszustand bei der Reizverarbeitung und wirkt dabei stabilisierend. Andere Kerne der "Fr" verarbeiten Informationen vom Blutkreislauf und wirken bei der Steuerung von Atmung, Herzschlag und Verdauung.

Die Arbeit des Hirnstamms bildet das senso-motorische Fundament zur Erlangung eines Körperempfindens und Körperschemas, auf das die höheren Ebenen der Hirnfunktionen (Cortex) aufbauen und angewiesen sind.

5.3.2 *Das Limbische System*

Das Limbische System, das ringförmig im Randgebiet zwischen Hirnstamm und Großhirn liegt, wird von sensorischen Impulsen passiert, die zum Großhirn weitergeleitet werden. Es wirkt mit bei der Verknüpfung von motorischen Informationen und Emotionen und damit bei der Erlangung des "Körperbildes".

5.3.3 *Der Thalamus*

Der Thalamus wird auch als das Tor zum Bewußtsein bezeichnet. Er integriert unbewußt Tastempfindungen, Tiefensensibilität, Temperaturund Schmerzempfindungen und wertet diese Informationen aus zu elementaren Gefühlen wie: Freude, Lust,Angst und leitet sie weiter zum Endhirn. Er steht in Verbindung mit der Motorik des Kleinhirns, Cortex und subcortikalen Zentren (insbesondere Formatio reticularis) und wirkt somit steuernd auf jeden Bewegungsablauf.

5.3.4 *Die Großhirnrinde*

Die Großhirnrinde beheimatet Zentren und Areale, die stark spezialisiert und mit anderen Teilen des Gehirns vernetzt sind (z.B. Zentrum für visuelle Wahrnehmung, Sprachverständnis, Sprachmotorik). So gibt es auch Zentren für die Körpergefühle (Gyrus postcentralis) und der Willkürmotorik (Gyrus praecentralis), die in Kontakt stehen mit den entsprechenden Körperabschnitten. Je mehr Funktionen (und entsprechend Nervenenden) ein Organ besitzt, desto größer ist sein zuständiges Gebiet in der Großhirnrinde. Relativ groß sind die Bereiche für Finger, Hand und Sprechmuskulatur. (12)

Trotz der Spezialisierung erhält und verarbeitet ein Rindenzentrum auch andere Sinnesempfindungen. Die Rindenbezirke sind wichtig für die Verarbeitung auf höchstem Niveau, z.B. für die räumliche und zeitliche Einordnung. Eine Störung in der Funktion dieser Bezirke (z.B. die Bildung des "Körperbegriffs") muß aber nicht gleich auf eine Funktionsstörung in diesem Bereich (Rindenbezirke) schließen lassen. Da die Rindenbezirke das letzte Glied in der Kette sind, kann es auch eine Störung in den niedrigeren Hirnbezirken sein.

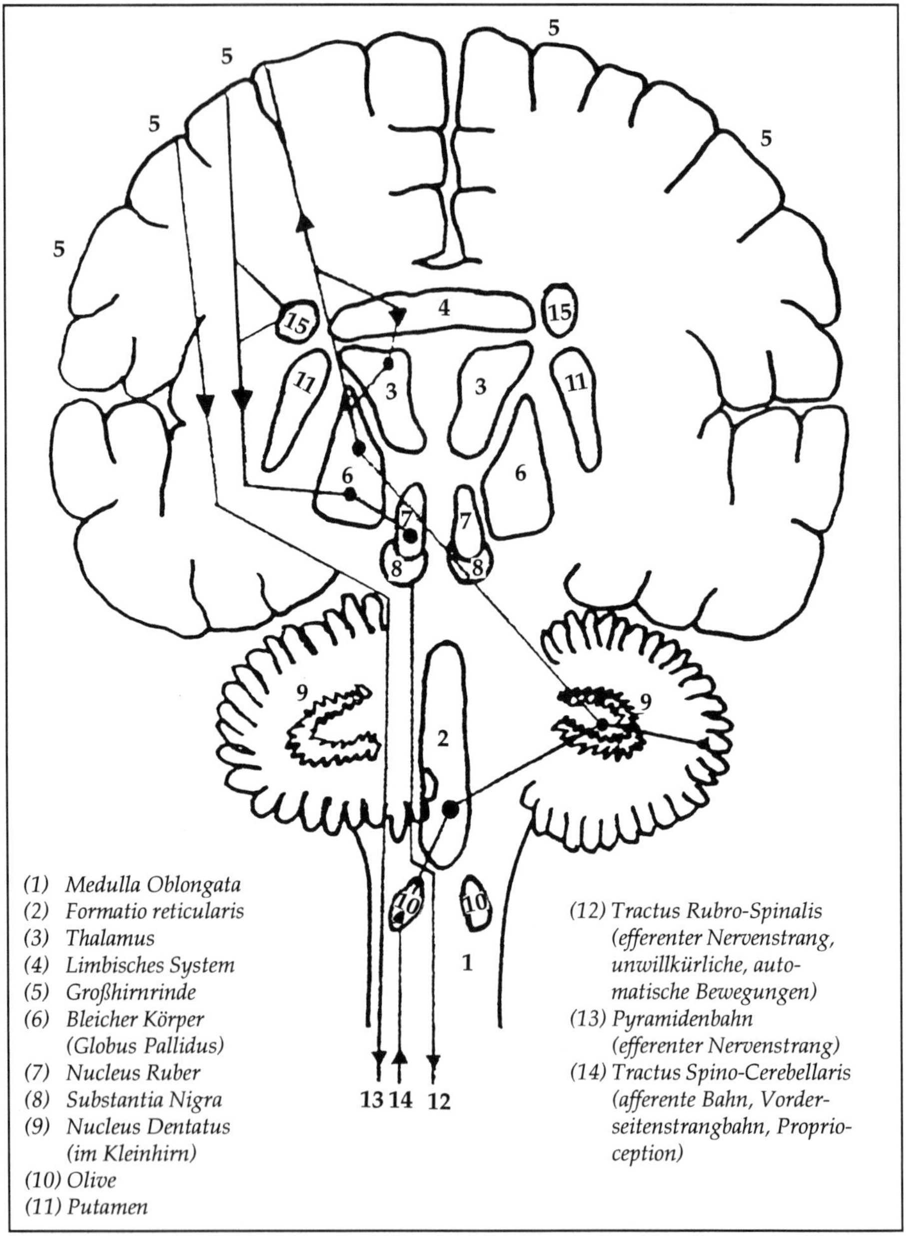

Abb. 1: Schnitt durch das menschliche Gehirn in der Frontalebene. Schaltungen des EPMS. Dieselben existieren noch einmal spiegelverkehrt (stark vereinfacht). Mit dieser Abbildung soll die Bedeutung des Stammhirns bei der senso-motorischen Reizverarbeitung verdeutlicht werden.

6 Beeinträchtigung des "Körperbewußtseins"

6.1 *Ursachen (13)*

6.1.1 *Motorische Labilität im Gestaltwandel*

Koordinationsschwäche durch Veränderung der Hebel- und Kraftverhältnisse bei Kindern im "Wachstumsschub". Sie gehen zurück nach der "neuro-muskulären Neueinstellung".

6.1.2 *Senso-Motorische Deprivation*

Längere Bewegungseinschränkungen durch die Umgebung bedingt, z.B. reizarme Umgebung des Säuglings, fehlende Spielangebote, Spiel- und Bewegungsverbote, überbehütendes Verhalten der Eltern. (s. Kap. 6.2 und 6.3)

6.1.3 *Psychische Fehlhaltungen*

Fehlhaltungen und psychomotorische Störungen aufgrund psychischer Belastungen.

6.1.4 *Motorischer "Begabungsmangel"*

Motorische "Begabung" entwickelt sich aufgrund der Wechselwirkung zwischen Anlage und Umwelt. Neurophysiologische Störungen innerhalb des Gehirns können zu mangelnder Verarbeitung (sensorischer Integration) der Umweltreize führen. (s. Kap. 6.2 und 6.3)

6.1.5 *Frühkindliche Hirnschädigungen*

Frühkindliche Hirnschädigungen können je nach Lokalisation die Entwicklung des Körperschemas auf unterschiedliche Weise beeinträchtigen.

6.1.5.1 *Schädigungen im Cortex-Bereich (Hirnrinde)*

führen zu erheblichen muskulären Tonusverschiebungen. Sowohl Kinder mit spastischer als auch mit schlaffer Lähmung können ihre Muskeln nicht willkürlich und gezielt entspannen und anspannen und werden ein anderes Körpergefühl entwickeln als ein Kind, das diese Fähigkeiten hat.

6.1.5.2 *Schädigungen im Subcortex-Bereich (Hirnstamm)*

führen zu qualitativen Bewegungsbeeinträchtigungen: Hyperkinesen - Tonus ist herabgesetzt oder wechselnd, Bewegungen sind verstärkt (z.B. Athetose, Veitstanz).

Hypokinesen - Tonus ist erhöht, Bewegungen abgeschwächt (z.B. Morbus Parkinson).

6.1.5.3 *Schädigungen im Kleinhirn-Bereich*

bewirken Verluste in der Gleichgewichts- und Richtungsstabilität. Bewegungsausmaß, Zielrichtung und Kraftdosierung sind behindert.

Die Ursachen für mangelndes "Körperbewußtsein", die unter den Punkten "Senso-motorische Deprivation", "Motorischer Begabungsmangel" und "Frühkindliche Hirnschädigungen" aufgeführt werden - seien sie jetzt primär motorisch, sensorisch oder sozial bedingt - führen häufig nach FRÖHLICH (14), AYRES (15) und MISKE-FLEMMING (16) zu neurophysiologischen Störungen.

Ein Kind, das aufgrund der sehr starken Ängstlichkeit der Eltern in seinen Bewegungserfahrungen ebenso eingeschränkt ist wie das körperbehinderte Kind, wird nur mit großen Mühen die senso-integrativen Hirnfunktionen bilden, die notwendig sind, um die Fähigkeiten zu angemessener, bewußter und automatischer Bewegungsplanung und -koordination zu erhalten.

6.2 *Beeinträchtigung der sensorischen Systeme*

AYRES (17) geht davon aus, daß die bereits beschriebenen Ursachen, Beeinträchtigungen hauptsächlich in den drei nachfolgenden Bereichen bewirken:

- Taktiles System
- Kinästhetisches System
- Vestibuläres System

6.2.1 *Taktiles System*

Ungenaue Lokalisation der Berührungsreize wird als häufigste Störung des Tastsinns beschrieben. In der Folge hat das Kind Probleme, berührte Dinge zu identifizieren und zu unterscheiden. Es kann nicht genau sagen, wo es berührt wurde (z.B. Mittel-, Ringfinger) und wodurch (Metall, Schwamm). Es kann die einzelnen Reize nicht selektieren oder filtern, so daß es ein Überangebot an Reizen erhält (vergleichbar mit atmosphärischen Störungen im Radio) oder es kann die Reize nicht wahrnehmen, weil sie zu schwach sind (vgl. "eingeschlafene Hand und Arm").

——→ nicht eindeutige Information
——→ ungenaues Empfinden
——→ diffuses "Körperschema"

6.2.2 *Kinästhetisches System*

Kinder mit Körperschemabehinderungen haben meist nur ein vermindertes Gefühl für Tiefensensibilität. Die kinästhetische Rückmeldung über die Bewegung, Gelenkstellung und Muskelspannung ist nur vage vorhanden. Die Kinder haben Schwierigkeiten in der Bewegungskoordination. Erforderliche Bewegungen müssen immer wieder neu gelernt werden, da sie im Gehirn nicht "haften". Das Kind hat weniger Gefühl dafür, was es mit seinem Körper machen kann. Probleme ergeben sich dadurch für den geschickten Umgang mit Werkzeugen (Bleistift, Filzstift...), da man diese einfachen Werkzeuge auch als Verlängerung des eigenen Körpers auffassen könnte. Die Kinder vertrauen nur der optischen Wahrnehmung und sind dann auf diese Kontrolle angewiesen. Werden jedoch die intellektuellen Anforderungen sehr groß, so kann es sein, - da die Aufmerksamkeit auf die Lösung der kognitiven Aufgaben gerichtet ist - daß die optischen Kontrollmechanismen auch nicht mehr ausreichen und sogar Probleme bei der Haltungsbewahrung auftreten.

6.2.3 *Vestibuläres System*

Beeinträchtigungen der vestibulären Funktionen treten häufig auf bei "senso-motorisch deprivierten" Kindern (z.B. bei Heimkindern, schwer körperbehinderten Kindern), da es ihnen an Lageveränderungen bezüglich Kopf und Körper mangelt (innerhalb des Schwerkraftfeldes) (18). Sie werden wenig getragen, gedreht, gewippt...

Spontane Gleichgewichtsreaktionen werden selten benötigt, was zu einem verminderten Muskeltonus führen kann (Hypotonus). Das Kind ist dadurch weniger reaktionsbereit.

6.3 *Symptome sensorischer Störungen (19)*

6.3.1 *Taktile Abwehr*

Berührungsreize werden als unangenehm und bedrohlich empfunden. Das Kind reagiert mit Abwehrhaltung oder -bewegungen.

Überaktivität und leichte Ablenkbarkeit sind auffällig.

⟶ "Juckende Kleider"
⟶ Angst vor Kleister, Ton, Fingerfarben
⟶ Angst vor Barfußlaufen
⟶ Angst vor Wasser

6.3.2 *Mangelnde bilaterale Koordination*

Das Zusammenspiel beider Körperhälften ist nur schwach ausgebildet; die Gleichgewichtsreaktionen sind vermindert. TLR, ATNR oder STNR sind latent vorhanden (z.B. Schwierigkeiten, auf einem Strich zu laufen; Sitzposition wechseln im Unterricht; Blick zur Tafel). Das Kind hat Probleme beim beidhändigen Fangen und Werfen eines Balles, verwechselt leicht rechts und links, wenn es keine "Eselsbrücke" hat. Dies läßt sich dadurch erklären, daß beide Hirnhälften nur eingeschränkt zusammenarbeiten, so daß es innerhalb einer Hemisphäre der Hilfe von anderen Hirnabschnitten bedarf. Durch die reduzierte Zusammenarbeit von rechter und linker Hirnhälfte kann es die Bewegung der rechten und linken Körperhälfte nicht optimal koordinieren und erhält nur schwer ein Gefühl für rechts und links, d.h. es muß sich rechts und links immer wieder bewußt machen und benötigt dazu zusätzliche andere Hirnbereiche. Diese Funktion ist jedoch nicht so leistungsfähig.

Bei Tätigkeiten kann man beobachten, daß das Kind auf der rechten Seite die rechte Hand und auf der linken Seite die linke Hand benutzt, so daß es kaum zu einem Überkreuzen der Mittellinie kommt. J. AYRES ist der Meinung, daß das Gehirn infolge mangelnder Spezialisierung in beiden Hälften fast gleiche Funktionen entwickelt hat. Dies kann zu Schwierigkeiten beim Sprechen, Lesen und Schreiben sowie in der motorischen Koordination führen.

6.3.2.1 *Unsicheres "Inneres Koordinatensystem"*

Das "Innere Koordinatensystem" ist nicht voll ausgebildet und damit treten Probleme auf beim Erfahren der Umwelt, beim Strukturieren des äußeren Raumes. Das Überkreuzen der imaginären Mittellinie ist wesentlich im Bereich der Zeichenentwicklung für die Fähigkeit, bewußt Diagonalen zu zeichnen und zu konstruieren. Es gilt auch als Voraussetzung für die Fähigkeit, eine Schleife zu binden oder einen Knoten zu machen. Das Überkreuzen der imaginären Mittellinie wird in vielen Bereichen des schulischen Lernens (Kulturtechniken) und in lebenspraktischen Bereichen benötigt, überall da, wo symmetrische Figuren, Zeichen und Räume verwendet werden. (20)

6.3.2.2 *Schwerkraftverunsicherung*

AYRES (21) geht davon aus, daß der Zug der Schwerkraft eine dauernde Bedrohung für Kinder mit Störungen des vestibulären Systems sein kann. Es kommt zu Angst vor der Bewegung, Angst vor Höhe, vor Hindernissen (z.B. 30 cm hohes Seil: Das Kind krabbelt lieber darunter durch, als darüber). Das Kind ist am liebsten mit beiden Füßen auf dem Boden, hat Angst hinzufallen, Angst vor Purzelbaum, Kopfstand, Treppen gehen, Klettern, Rollerfahren, Fahrradfahren.

7 Förderungsmöglichkeiten bei Behinderungen des "Körperbewußtseins"

7.1 *Prinzipien der Behandlung von Behinderungen des "Körperbewußtseins"*

AYRES (22) stellt in den Mittelpunkt ihres Behandlungskonzepts die **Verbesserung der Funktionen von Gleichgewichtssystem und des taktil-kinästhetischen Systems als Basis für die Entwicklung von Körperschema, -bild und -begriff**. Sie nimmt an, daß adäquate und dosierte Sinneseinwirkungen in diesen Bereichen dem Kind zu einer physiologischeren Verarbeitung im Gehirn verhilft und somit zu spontanen Anpassungsreaktionen. Sie geht davon aus, daß dies am ehesten gelingt, wenn das Kind seine Handlungen weitgehend selbst bestimmt, während der Therapeut die Intensität der Umweltreize lenkt. Wenn ein Kind selbst eine Handlung beginnt, ist sein Gehirn - so AYRES - am ehesten in der Lage, die erforderli-chen neuralen Funktionen auszuführen. Kinder mit schweren Beeinträchtigungen benötigen dabei mehr Hilfe durch den Erwachsenen und ein strukturiertes Angebot. Bei der Förderung von Kindern mit Körperschemabehinderung ist darauf zu achten, daß verschiedene Sinneskanäle angesprochen werden, um dem Kind eine optimale neurale Verarbeitung zu ermöglichen. Je mehr Assoziationsbahnen und -felder benutzt werden, desto sicherer prägen sich die Erfahrungen des Kindes im Gedächtnis ein und vervollständigen die "Landkarte des Körpers". Dies heißt für die Praxis, daß Rollstuhl-Kinder so oft wie möglich aus dem Rollstuhl genommen werden sollten, um Umweltreize in vielen Bereichen zu erfahren: Vestibulär, taktil, kinästhetisch, visuell ...

J. AYRES führt aus, daß bei Körperschemabehinderungen hauptsächlich die Integrationsfunktionen von Stammhirn, Kleinhirn und Thalamus beeinträchtigt sind und somit eine **senso-motorische Behandlung** notwendig ist (23), während Mängel im Bereich der Körperbegriffsbildung kortikale (die Großhirnrinde betreffende) Leistungsdefizite sind, die jedoch ihre Ursachen im Stammhirnbereich haben **können**.

Auf diese Weise ist zu verstehen, daß Störungen im Bereich des "Körperschemas", die sich auf den kognitiven Bereich auswirken - wie in Kap. 5.3.2.1 beschrieben - nicht ausschließlich (wenn überhaupt) mit Trainingsprogrammen für "Teilleistungsstörungen" behandelt werden können.

Ebensowenig läßt sich eine senso-motorische Übungsbehandlung ersetzen durch das alleinige Üben mit Puzzles, Puppen, Zeichnen/Malen oder Benennen der Körperteile.

Das zweite Beispiel im Kap. 7.3 zeigt die Möglichkeit einer kombinierten Behandlung auf: senso-motorische **und** kognitiv-manuelle Förderung.

7.2 Förderbereiche

7.2.1 Förderung der taktilen Wahrnehmung

Die taktilen Fördermaßnahmen, die durchzuführen sind, sollten möglichst nicht in isolierten, künstlichen Situationen durchgeführt werden, sondern einbezogen in den Spielablauf des Kindes und über einen längeren Zeitraum hinweg (24), wobei Intensität und Dauer dem betreffenden Kind angemessen sein müssen. Die Verarbeitung senso-motorischer Reize gelingt am ehesten, wenn das Kind selbst eine Tätigkeit einleitet, durch die es die angemessenen und erwünschten Empfindungen erhalten kann. Dies setzt Wachheit und genaue Beobachtung des Therapeuten gegenüber den Reaktionen des Kindes voraus.

FRÖHLICH (25) ist der Meinung, daß das Spielen mit folgenden Materialien sich besonders eignet, um dem Kind intensive Tasteindrücke zu vermitteln, nicht nur über die Hände, sondern über die Haut des gesamten Körpers.

Feucht-weiche Materialien:

Wasser

Wasser + Sand

Sand + Kies

Papier + Kleister

Fingerfarben

Ton, Knete, Kuchenteig, Salzteig

Brei

Feste Materialien:

Bohnen
Erbsen
Linsen } in Säckchen gefüllt
Reis
Steine

Teppichfilz
Flokati
Steinboden } als Unterlage verwendbar
Rasen

verschiedene Stoffe

Stofftiere

Werkmaterialien:

Peddigrohr

Holz (Sägen, Bohren, Schmirgeln, Wachsen ...)

Schnüre (Knüpfen mit unterschiedlichen Rauhigkeiten)

Es kann den therapeutischen Effekt verstärken, wenn man Materialien im Kontrast einsetzt.

Gegenstände, die ein "dreidimensionales Ertasten" erfordern, bilden eine größere Anforderung an das taktile System und verlangen eine differenziertere Empfindung bezüglich der Lokalisierung und Diskriminierung (Anzahl der Berührungspunkte unterscheiden können). Sie verlangen ebenso die Fähigkeit, taktile und kinästhetische Sinneseindrücke miteinander zu verbinden. Damit ein Kind mit Gegenständen hantieren und sie ertasten kann, ist es notwendig, daß es schon sehr früh, in den ersten Lebenswochen und -monaten, genügend taktile Reize erhalten und verarbeitet hat (z.B. Streicheln, Berühren, Drücken, Kratzen ...).

Generell gilt, daß angenehme Berührungen eher eingeordnet und organisiert werden können als unangenehme und angstmachende Reize. (26)

7.2.2 *Förderung im Bereich der vestibulären Wahrnehmung*

Das Funktionieren der vestibulären Reizverarbeitung ist grundlegend für den Erwerb eines Körperschemas. Wie in Kap. 5.2 beschrieben, können Koordinations- und Gleichgewichtsprobleme ebenso Folge sein von Störungen innerhalb der vestibulären Reizverarbeitung wie die "Schwerkraftverunsicherung", eine Bewegungsangst oder psychomotorische Ungeschicklichkeit. Aus diesem Grund ist es wichtig, Kindern mit solchen Schwierigkeiten Erfahrungen zu ermöglichen, die helfen, vestibuläre Reize zu integrieren.

AYRES (27) nennt als eines der wichtigsten Hilfsmittel das **Rollbrett**. Das Rollbrett ermöglicht dem Kind die "Flugzeughaltung" (s. Kap. 4.1.3) einzunehmen, welche das Kind einsetzt zur motorischen Überwindung der Schwerkraft. Drehen, Beschleunigen, Abfahren, Stoppen bieten zahlreiche Anreize für das Gleichgewichtssystem.

Handlungen und Bewegungen auf dem Rollbrett können dem Kind verhelfen, eine Körperstellung besser neural zu kontrollieren und zu halten. Wenn tonische Nacken- oder Labyrinthreflexe noch latent vorhanden sind, können diese möglicherweise durch Bewegungen mit dem Rollbrett besser integriert werden. (28)

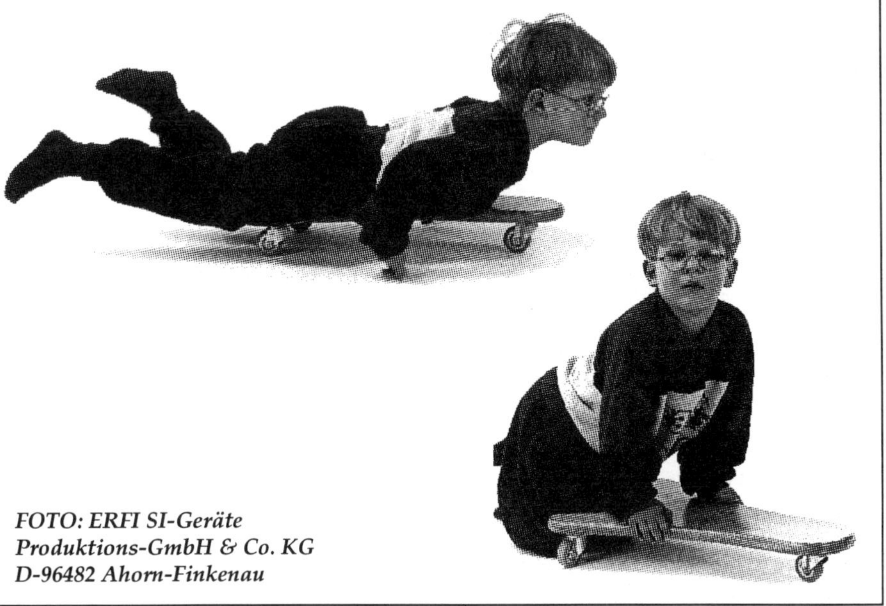

FOTO: ERFI SI-Geräte Produktions-GmbH & Co. KG D-96482 Ahorn-Finkenau

So wird beispielsweise der Symmetrisch-Tonische-Nacken-Reflex in Bauchlage überwunden beim Vorwärtsfahren mit gebeugten Armen und Kopf in Mittelstellung.

Der Tonische-Labyrinthreflex wird gehemmt in Rückenlage, wenn sich das Kind an einem Seil vorwärts zieht (das Seil über seinem Gesicht gespannt ist) und den Kopf erhoben hat.

Es ist wichtig, daß das Kind die vestibulären Stimuli als angenehm empfindet.

Weitere Geräte, die die vestibuläre Stimulation ermöglichen:

Schaukelbrett
Therapiekreisel
Hängematte
große Rollen und Röhren
Spastikerball
Schaukel
Wippe
Rutsche
Karussell
Trampolin
Air-Tramp
Schaukelnetz
Hängekorb
Schubkarre
Leiterwagen
Schaukelpferd

7.2.3 *Förderung im Bereich der kinästhetischen Wahrnehmung*

Kinästhetische Wahrnehmung läßt sich in der Praxis kaum von vestibulären Empfindungen loslösen, da Ganzkörperbewegungen eigentlich immer dem Einfluß der Schwerkraft unterliegen. So kommt es, daß die Muskeln und Gelenke während einer Bewegung oder Haltung dem Großhirn laufend Informationen zukommen lassen, die das Kleinhirn mit den anderen Informationen (z.B. Gleichgewichtszustand) koordiniert.

Wenn das Kind Schwierigkeiten hat in der Ordnung und Verarbeitung kinästhetisch-propriozeptiver Reize, besteht die Möglichkeit, diese zu verstärken durch Widerstand, beispielsweise bei Bewegungen gegen die Schwerkraft und beim Tragen von schweren Gegenständen.

Zur Verbesserung der kinästhetischen Wahrnehmung bieten sich Spiele an, die sich in folgende Zielgruppen unterteilen lassen (29), (30):

- Auf- und Abbewegungen in der Senkrechten
- Vor- und Zurückbewegen in der Waagerechten
- Drehbewegungen um die Körperlängsachse
- Zentrifugalbewegungen (Karussell ...)
- Position wechseln durch Fortbewegung
- Hindernisse bewältigen
- Körper steuern im Lauf
- Anspannen und Entspannen des Körpers in Ruhe
- Körperpositionen und Bewegungen nachahmen
- Gefühle körperlich ausdrücken (Gestik)
- Bewegungsanpassung an Partner
- Bewegungsanpassung an Spielgerät

Besonders geeignet sind folgende Spielgeräte:

- Rollbrett
- Autoreifen, Reifen
- Bälle, Ballons
- Kartons, Kisten
- Klettergeräte
- Steine ...

7.3 *Praktische Beispiele einer Fördersituation für das "Körperbewußtsein" (K-Schema, -bild, -begriff)*

Die vorangegangenen Beschreibungen von Fördermöglichkeiten in den Bereichen taktiles System, vestibuläres System und Kinästhetik dienen einerseits zur **Verdeutlichung der Problematik von Körperschemahandicaps**, andererseits ist die intensive Behandlung senso-motorischer Störungen (in der in Kap. 6.2 beschriebenen Weise) eine **Voraussetzung für eine ganzheitliche Förderung** des Kindes bezüglich seines Körperbewußtseins.

Bei der Planung einer Fördersituation (Unterricht oder Therapie) ist ein wichtiges Kriterium, **daß körpernahe Sinnbereiche angesprochen wer-**

den (Tasten, Gleichgewicht, Bewegung) und dem Kind die Möglichkeit gegeben wird, Gefühle auszudrücken.

Eine wichtige Hilfe bei der Entwicklung des "Körperbegriffs" ist das Verbalisieren der Tätigkeiten, das Benennen von Körperteilen und Funktionen.

Es ließen sich nun unzählige Spiele anführen. Es scheint mir nicht wichtig zu sein, eine lange Liste von Beispielen zu nennen, da ich der Meinung bin, daß Planung, Organisation und Durchführung einer Förderung sich nach den Gegebenheiten und Erfordernissen der konkreten Praxis richten müssen.

1. Beispiel:

- 4 Kinder zwischen 7 und 10 Jahren (ich nenne bewußt keine "Diagnosen", um eine gedankliche Fixierung zu vermeiden)
- 1 Erzieher/Therapeut/Lehrer
- 1 Schaukelbrett (ca. 2,5 x 1 m)
- 1 Luftmatratze
- 1 große Röhre (ca. 60-80 cm Ø mit Teppich ausgekleidet)
- 1 Rollbrett

Alle Kinder und der Erwachsene sitzen hintereinander auf dem Schiff (Schaukelbrett). Das Meer hat hohe Wellen und schaukelt das Schiff mal sanft, mal heftig. Plötzlich fällt einer über Bord. Das Wasser treibt ihn weg (er rollt zur Seite). Während zwei Kinder noch auf dem Schiff bleiben, macht sich ein Kind auf den Weg, mit dem Floß (Rollbrett) dem Ertrinkenden, der im Wasser (Luftmatratze) liegt, ein Rettungsboot (große Röhre) zu bringen. Er wird gerettet (rollt zurück) und alle sind froh, daß er wieder an Bord ist. Er darf sich ausruhen (in Bauchlage oder Rückenlage) und wird von den anderen gewiegt.

Bei diesen Übungen sind alle im vorangehenden Teil beschriebenen Bereiche vereinigt:

Vestibuläre Stimulationen auf dem Schaukelbrett führen zu Gleichgewichtsreaktionen und Normalisierung des Muskeltonus.

Das Rollen auf dem Bauch erfordert präzise kinästhetische Rückmeldungen und ein entsprechendes Reagieren der Muskeln.

Der Boden, die Luftmatratze und die Röhre bieten verschiedene taktile Qualitäten.

Das Rollen in der Röhre und das Manövrieren mit dem Rollbrett benötigen Bewegungsplanung und Orientierung im Raum und am Körper.

Das Spüren des eigenen Körpers ist möglich in der entspannten Lage auf dem Schaukelbrett ...

Die Spielsituation läßt sich natürlich variieren, was selbstverständlich abhängig ist von Kreativität und Phantasie der "Spieler".

2. Beispiel:

Petra ist 13 Jahre alt und geht in die 6. Klasse einer Körperbehindertenschule. Der Unterricht dieser Klasse richtet sich nach dem Lehrplan für Lernbehinderte. Petras sichtbares Verhalten wird von ihrem Klassenlehrer wie folgt beobachtet und beschrieben. "Das Mädchen kann sich nicht konzentrieren, ist ständig abgelenkt und dauernd am Reden. Sie hat ein sehr gutes Situationsverständnis und kann Handlungen beschreiben und verbal nachvollziehen. Beim Stehen und Gehen ist sie nach vorne gebückt, die Knie etwas gebeugt, die Hüfte stark gebeugt. Petra kann sich aufrichten. Beim Greifen nimmt sie gerne den 'vornehmen' Pinzettengriff. Sie vermeidet Bewegungsformen wie Hüpfen, Springen, Tanzen, Roller- und Radfahren, Pedalo. Ein paar wenige Buchstaben kann Sie abmalen".

In der Diagnose steht zu lesen: "Motorische Ungeschicklichkeit mit geistiger Retardierung".

Die Klasse möchte nun im Werkunterricht ein Tablett aus Peddigrohr flechten.

Petra, die die grob- und feinmotorischen Fähigkeiten besitzt, kann den Peddigrohrfaden nicht um 3 entsprechende Stäbe führen.

Sie macht folgende Bewegung:

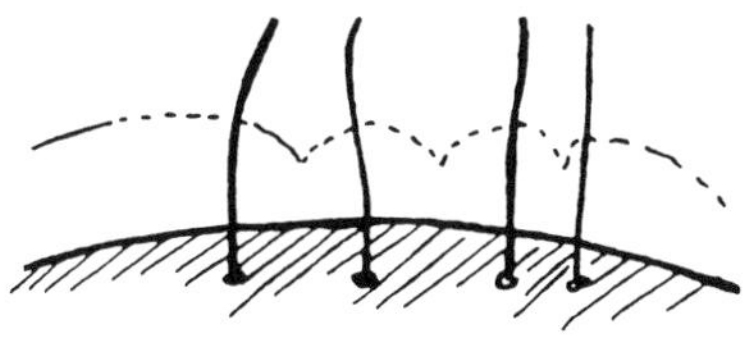

Um ihr das Problem zu vereinfachen, aber nicht wegzunehmen, sollte sie das Flechten auf einem Webbrett probieren mit einem Stäbchenabstand von 10 cm.

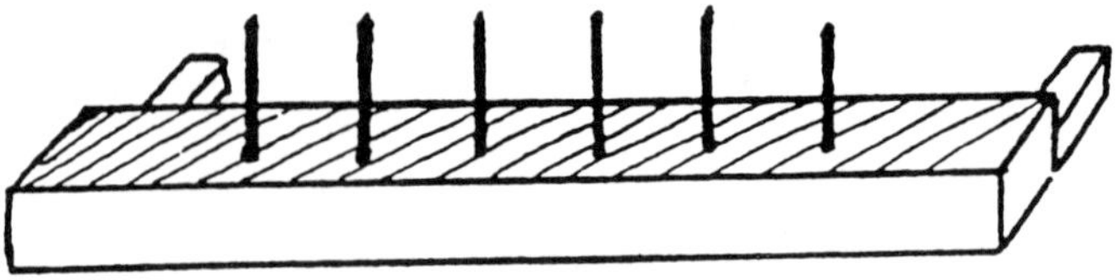

Das Ergebnis war das gleiche. Ich vermutete zunächst eine Figur-Grund-Wahrnehmungsproblematik und baute folgende Spielanordnung auf: Auf einer weißen Magnettafel reihte ich 8 - abwechselnd gelbe und rote - Muggelsteine hintereinander im Abstand von ca. 30 cm auf. Petra sollte mit einem Stift Slalom fahren und bekam als Lernhilfe meine verbale Unterstützung: "Bei rot oben, bei gelb unten". Sie tat folgendes:

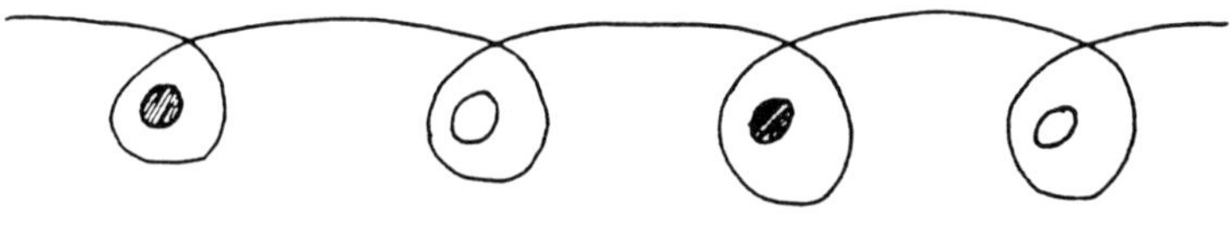

Sie umkreiste jeden Stein, erhielt aber nicht diese Linie:

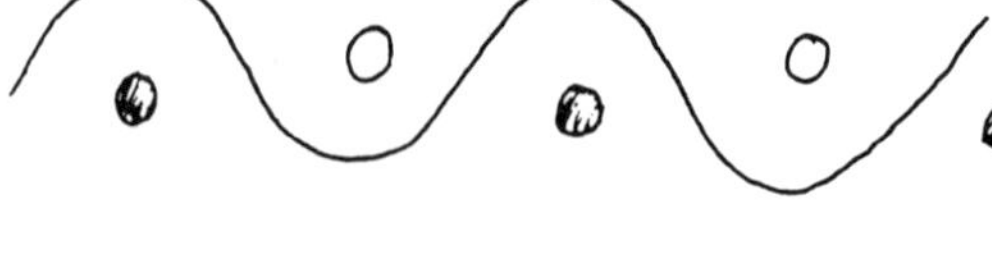

"... Vielleicht merkt sie nicht, was ich meine und weiß nicht, was ich verlange ..." Und so versuchte ich, die Aufgabe in die dreidimensionale Handlungsebene zu verlagern.

Wir stellten verschiedenfarbige Schaumstoffwürfel und -zylinder in einer Reihe auf in der Sporthalle. Petra saß auf einem Rollbrett und wurde in einer Schlangenlinie um die Hindernisse geschoben. Alleine fuhr sie nicht im Slalom. Es war eher Zufall, wenn sie die Seiten wechselte.

Nach einiger Zeit kam ich zu folgender Hypothese: Das Ausführen einer Schlangenlinie auf dem Papier oder im Raum erfordert nicht nur ein äußeres Kreuzen und Richtungwechseln (vorne-hinten, links-rechts), sondern ein inneres Planen und Vorwegnehmen. Dieses Planen von Bewegung in einem äußeren Raum setzt das Empfinden und Vorhandensein eines "inneren Körper-Raum-Schemas" oder "inneren Koordinationssystems" voraus.

Durch genaueres Beobachten von Petras Bewegungsverhalten sah ich meine Annahme bestätigt. Sie hielt sich meist mit beiden Händen beim Treppengehen. Ein 20 cm hohes Hindernis war schon zu hoch, um darüber zu steigen. Petra zeigte große Angst, hinzufallen, hatte kein Vertrauen in ihren Stand, in ihre Positionen und in ihre Bewegungen. Sie war sehr vorsichtig bei jeder Art der Fortbewegung und hatte Mühe beim Gehen oder Krabbeln, die rechte und linke Körperseite zu koordinieren.

So wurden die Ziele sowohl in der Therapie als auch im Unterricht darauf abgestimmt, Petra die Angst vor dem Hinfallen - die Schwerkraftverunsicherung - zu nehmen und ein stabileres "inneres Koordinationssystem" zu erwerben. Zuerst auf weichen Unterlagen und durch Herunterfallen, -rollen, -purzeln, -hüpfen. Aus niedriger Höhe wurde ihr die Motivation vermittelt, ihre eigenen Bewegungen auf verschiedenen Untergründen auszuprobieren (z.B.: Sand, Rasen, Schnee). Erst als Petra diese Angst etwas abgebaut und positivere Bewegungserfahrungen gemacht hatte, war sie in der Lage, sich mehr um die äußeren räumlichen Bedingungen zu kümmern. Dann konnten wir den umgekehrten Weg gehen, bis wir am Ende wieder beim Peddigrohr, bei Zahlen, Symbolen, Buchstaben und Wörtern angekommen waren.

Dieses kurze Beispiel sollte aufzeigen, wie oft scheinbar kognitive Leistungsstörungen oder sog. "Teilleistungsstörungen" ihre Ursachen in viel tieferen Schichten haben, im Bereich der senso-motorischen Reizverarbeitung. Es zeigt auch, daß ein genaues Beobachten des Bewegungsverhaltens eines Kindes viel über die eigentliche Problematik aussagt und es zeigt auch, daß Körperschemabehinderungen eine interdisziplinäre Aufgabe sind.

8 Anmerkung

Das Thema dieser Arbeit behandelt die Entwicklung, Bedeutung, Störung und Fördermöglichkeiten von "Körperschema" bzw. "Körperbewußtsein". Bei dieser Betrachtung beschränken wir uns auf einen Teil, einen kleinen Ausschnitt der kindlichen Persönlichkeit, den ich jedoch für die Gesamtentwicklung für sehr elementar halte. Es scheint mir daher wichtig zu sein, die Probleme eines Kindes mit "Körperschemahandicaps" zu erkennen und zu verstehen, um nicht einer lähmenden Ratlosigkeit ausgeliefert zu sein.

Mit der Vorsicht, die eine pauschale Verallgemeinerung notwendig macht, möchte ich noch kurz eine Anmerkung zur **Einschränkung des "Körperbewußtsein" bei geistig Behinderten** machen:

Nach meinen eigenen Beobachtungen ist bei vielen geistig behinderten Kindern eine deutliche Antriebsarmut zu erkennen, die sich äußert in mangelnder Spielfreude und vermindertem Drang nach Bewegung. Die daraus resultierenden wenigen Bewegungsmuster bedingen ein vermindertes Repertoire an Bewegungen und Reaktionen, die z.T. auch verlangsamt sind. KIPHARD (31) vermutet eine verminderte Leistung des Bewegungsgedächtnisses. So erklärt sich die Tendenz zu ganzkörperlichen Mitbewegungen und die eingeschränkte Fähigkeit zu differenzierten, isolierten Bewegungen.

Wenn sich die Schädigung nicht anatomisch und symptomatologisch eingrenzen läßt, halte ich es für ratsam, zwei Behandlungsverfahren parallel anzuwenden: Einerseits die **senso-motorische Förderung** über die Stimulation "nahrezeptorischer" - sensorischer Systeme, andererseits eine **kognitive Förderung** zur Erlangung des "Körperbegriffs" (z.B. durch Nachahmen von Bewegungen, s. Literaturhinweise).

Abschließend möchte ich noch auf einen sozialen Aspekt der "Körperbewußtseinsstörung" hinweisen:

Durch mangelnde körperliche Fähigkeiten (Laufen, Verstecken, Radfahren, Schwimmen, Schifahren...) ist das Kind eingeschränkt im Spiel mit anderen Kindern. Durch ständige Mißerfolgserlebnisse kann es nur sehr schwer ein notwendiges Selbstbewußtsein aufbauen.

Dies sollte eigentlich Grund genug sein, um mit "Körperbewußtseinshandicaps" nicht leichtfertig umzugehen.

9 Quellennachweis

1) vgl. FROSTIG, Marianne in Dorothee MISKE-FLEMMING: "Theorie und Methode zur Behandlung von perzeptionsgestörten Kindern". Schulz-Kirchner Verlag Idstein S.36ff
2) vgl. AYRES, A. Jean: "Bausteine der kindlichen Entwicklung". Springer-Verlag Heidelberg 1984, S.135
3) vgl. AYRES, A. Jean siehe ebenda 2) S.135
4) vgl. FROSTIG, Marianne siehe ebenda 1) S.47f
5) vgl. AYRES, A. Jean siehe ebenda 2) S.22-32
6) vgl. AYRES, A. J. siehe ebenda 2) S.29
7) Zitat AYRES, A. J. siehe ebenda 2) S.30
8) Zitat AYRES, A. J. siehe ebenda 2) S.32
9) vgl. KÖNIG, Karl: "Heilpädagogische Diagnostik". Natura-Verlag Arlesheim / Schweiz 1972, S.42ff
10) vgl. AYRES, A. J. siehe ebenda 2) S.33
11) vgl. FALLER, Adolf: "Der Körper des Menschen". dtv-Thieme 1976, S.324f
12) vgl. AYRES, A. J. siehe ebenda 2) S.42f
13) vgl. KIPHARD, Ernst J. in Wolfgang ANDERS: "Übungsprogramm zur Förderung der Bewegungskoordination". Rehabilitationsverlag Bonn 1979, S.16f
14) vgl. FRÖHLICH, Andreas: "Wahrnehmungsstörungen und Wahrnehmungstraining bei Körperbehinderten". Schindele-Verlag 1981, S.11; S.59ff
15) vgl. AYRES, A. J.: "Lernstörungen - Sensorisch-integrative Dysfunktion". Springer-Verlag Heidelberg 1979, S.14+15
16) vgl. MISKE-FLEMMING, Dorothee: "Theorie und Methode zur Behandlung von perzeptionsgestörten Kindern" Schulz-Kirchner Verlag Idstein, S. 16
17) vgl. AYRES, A. J. siehe ebenda 2) S.134-143
18) vgl. KIPHARD, E. J. in Zeitschrift "Motorik", Schorndorf 1985, Heft 1, S. 14-18
19) vgl. AYRES, A. J. siehe ebenda 2) S.111-127; S.152-160
20) vgl. MISKE-FLEMMING, D. siehe ebenda 16) S.47
21) vgl. AYRES, A. J. siehe ebenda 2) S.119ff
22) vgl. AYRES, A. J. siehe ebenda 2) S.195
23) vgl. AYRES, A. J. in ALBRECHT, Patricia O.R.T.: "Diagnose und Therapie von Wahrnehmungsstörungen nach Jean AYRES". Schulz-Kirchner Verlag Idstein, S.18 (vergriffen)
24) vgl. FRÖHLICH, Andreas siehe ebenda 14) S.104
25) vgl. FRÖHLICH, Andreas siehe ebenda 14) S.105
26) vgl. AYRES, A. J. siehe ebenda 15) S.135
27) vgl. AYRES, A. J. siehe ebenda 2) S.201ff
28) vgl. AYRES, A. J. siehe ebenda 23) S.22
29) vgl. KIPHARD, E. J.: "Mototherapie Teil I". Verlag Modernes Lernen Dortmund 1983, S.250-259
30) vgl. KIPHARD, E. J.: "Mototherapie Teil II". Verlag Modernes Lernen Dortmund 1983, S.19-25
31) vgl. KIPHARD, Ernst J. siehe ebenda 29) S.242

10 Weiterführende Literatur (unvollständig)

ALBRECHT, Patricia O.R.T.: "Diagnose und Therapie von Wahrnehmungsstörungen nach Jean AYRES". Schulz-Kirchner Verlag Idstein (vergriffen)

ANDERS, Wolfgang: "Übungsprogramm zur Förderung der Bewegungskoordination" (Karteikarten). Rehabilitationsverlag Bonn 1978

AYRES, A. Jean: "Bausteine der kindlichen Entwicklung". Springer Verlag Heidelberg 1984

AYRES, A. Jean: "Lernstörungen - sensorisch-integrative Dysfunktionen". Springer-Verlag Heidelberg 1979

DEUTSCHER SPORTBUND "Bewegung, Spiel und Sport mit geistig behinderten Kindern" - eine Elternfibel. Frankfurt/Main 1982

FRÖHLICH, Andreas: "Wahrnehmungsstörungen und Wahrnehmungstraining bei Körperbehinderten". Schindele-Verlag Rheinstetten 1981

FROSTIG, Marianne: "Bewegen, Wachsen, Lernen" Bewegungserziehung (Karteikarten). Crüwell-Verlag Dortmund 1974

KIPHARD, Ernst J.: "Psychomotorische Elementarerziehung" - Ein Bildbericht. Flöttmann Verlag Gütersloh 1975

KIPHARD, Ernst J.: "Mototherapie - Teil I". Verlag Modernes Lernen Dortmund 1983

KIPHARD, Ernst J.: "Mototherapie - Teil II". Verlag Modernes Lernen Dortmund 1983

KÖNIG, Karl: "Heilpädagogische Diagnostik". Natura-Verlag Arlesheim/Schweiz 1972

LANDESBILDSTELLE RHEINLAND-PFALZ 1976
Bewegungserziehung für 3-6jährige Kinder
- Teil II: "Möglichkeiten zur Verbesserung der Koordinationsfähigkeit"
- Teil IV: "Anregungen zur Bewegungserziehung im Gruppenraum"
- Teil V: "Anregungen zur Bewegungserziehung im Freien"

MERTENS, Christa: "Lernprogramm zur Wahrnehmungsförderung" (praktische Übungseinheiten). Verlag Modernes Lernen Dortmund 1983

MISKE-FLEMMING, Dorothee: "Theorie und Methode zur Behandlung von perzeptionsgestörten Kindern". Schulz-Kirchner Verlag Idstein

ZEITSCHRIFT "MOTORIK". Schorndorf 8